AF340928

A PROPOS DES EXPÉRIENCES

DE

M. RIVOLTA

Faites à l'École supérieure vétérinaire de Pise

SUR LES

INJECTIONS INTRA-VEINEUSES

COMME MOYEN PRÉVENTIF

DU

CHARBON SYMPTOMATIQUE

PAR

MM. ARLOING, CORNEVIN ET THOMAS

M. le professeur Rivolta a bien voulu s'intéresser à nos travaux sur le charbon symptomatique et a entrepris, particulièrement, de contrôler, sur le mouton, la valeur que nous avions accordée à l'injection intra-veineuse comme moyen prophylactique.

Les résultats que l'expérimentateur de Pise a obtenus seraient moins satisfaisants que ceux qu'il attendait ; aussi n'hésite-t-il pas à conclure qu'il considère notre procédé d'inoculation préventive comme dangereux et inutile, au moins pour l'espèce ovine.

Une pareille conclusion si manifestement en désaccord avec les faits nombreux que nous avons obser-

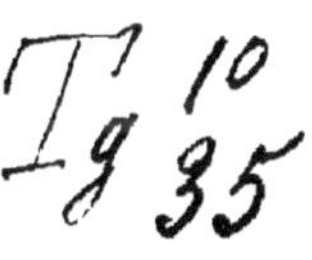

vés et reproduits en public, exige un examen sérieux des expériences sur lesquelles elle est basée.

Dans ce différend, comme dans tout autre du même ordre, il faut étudier de très près la conditionnalité des faits négatifs avant de les opposer aux faits positifs, un à un, c'est-à- dire à valeur égale.

Afin de mettre sous les yeux du lecteur tous les éléments nécessaires à la parfaite intelligence de la discussion à laquelle nous nous livrons, nous donnerons d'abord la traduction analytique du rapport que M. Rivolta a publié dans le *Giornale di anat. fisiol. et patol. degli animali*, janvier-février 1882.

Des injections intra-veineuses comme moyen préventif du charbon symptomatique. — Expériences faites à l'Ecole royale supérieure vétérinaire de Pise par M. le professeur Rivolta.

Dans le courant d'octobre 1831, le Comice agraire de Pise, sur la proposition d'un de ses membres, décida de faire expérimenter les procédés de vaccination imaginés par M. Pasteur, contre le sang de rate et par MM. Arloing, Cornevin et Thomas, contre le charbon symptomatique. Communication de cette décision fut transmise à M. Berti, ministre de l'agriculture et du commerce qui l'approuva immédiatement. M. Rivolta fut choisi par le Comice pour faire les expériences en question, et M. Lombardini, directeur de l'Ecole vétérinaire de Pise lui fournit les moyens matériels de les exécuter.

Ne possédant pas le virus du chabon symptomatique, M. Rivolta s'adressa à ses collègues et MM. Fogliata, Régis et Lorenzetti lui adressèrent des portions de tumeurs. Ignorant comment les auteurs français conservaient leur virus, il eut recours à la *salaison* de petites portionsde tumeurs ; il vit que par ce moyen les bactéries conservaient toute leur activité. Il lui fallut attendre jusqu'aux premiers jours de janvier pour pouvoir inoculer un cobaye et une brebis par l'injection d'un centimètre cube dans la cuisse. Avec les tumeurs formées sur ces animaux, il prépara un liquide pour injection intra-veineuse. Deux brebis en reçurent chacune un centimètre cube dans la jugulaire. Une légère augmentation de température fut le seul phénomène consécutif.

Après cette expérience, M. Rivolta préocupé par l'idée de conserver constamment sa provision de virus, écrivit à Lyon pour connaître comment les auteurs s'y prenaient pour y arriver. Il déclare que ceux-ci s'empressèrent très gracieusement de lui faire connaître leur procédé qui consiste après avoir écrasé la partie de la tumeur dans un mortier, à la filtrer et à la dessécher à 33° à l'étuve.

Peu après il reçut de M. Lorenzetti un fragment de tumeur provenant d'un bouvillon ; après y avoir constaté le *bacterium cuneatum*, il prépara comme les auteurs français le lui avaient dit, son virus pour injection intra-veineuse et il en fit passer une portion sur le cobaye. Le 23 janvier deux brebis reçurent dans la jugulaire le virus conservé qui venait directement du bouvillon. En même temps une brebis et un cobaye reçurent le même virus dans la cuisse. Ceux-ci moururent dans les 48 heures tandis que les premières ne ressentirent absolument rien. Avec la tumeur il prépara un nouveau liquide et il fit le 28 janvier une injection intra-veineuse à trois nouvelles bêtes ovines. Deux ne ressentirent rien, la troisième mourut en quelque sorte de gangrène générale. Le nombre de bactéries était prodigieux.

Avec du virus pris sur cette bête, on fit une inoculation intra-veineuse à une brebis qui succomba aussi très rapidement en présentant une tumeur qui, partant du cou où avait été faite l'injection descendait jusque sous le ventre.

Plus tard, M. Rivolta pratiqua encore l'injection intra-veineuse sur quatre moutons, mais cette fois il fut plus heureux, car il n'en perdit aucun ; il ne remarqua même aucun symptôme consécutif.

Toutes les injections intra-veineuses, au nombre de douze, ont été faites avec la seringue Pravaz, et la dose injectée a toujours été d'un centimètre cube.

M. Rivolta dit ensuite que c'est à tort que le cobaye a été indiqué comme un *fidèle réactif* ; il lui est arrivé en injectant un demi-centimètre-cube de virus dans la cuisse de quelques cobayes de ne pas les tuer, ils n'ont eu de ce fait qu'une tumeur qui a disparu peu à peu. Inoculés ensuite avec une dose plus forte, ils se sont montrés réfractaires.

L'auteur a éprouvé les 23 et 24 février les animaux qui avaient subi l'injection intra-veineuse. Il leur a inoculé à chacun, un demi centimètre cube de virus frais provenant du cobaye.

Les deux premiers vaccinés avec le virus conservé par le sol et régénéré sur le cochon d'Inde moururent. Des quatre derniers vaccinés depuis peu de temps et avec un virus de provenance non-indiquée, trois moururent, un ne présenta qu'une légère tuméfaction bientôt dissipée.

Enfin, des quatre vaccinés au mois de janvier, un mourut en 48 heures, les trois autres résistèrent.

En résumé sur 12 vaccinations opérées, on eut deux morts consécutives à l'opération, six bêtes périrent à l'épreuve, quatre seulement furent réfractaires.

Il va de soi que comme conclusion, M. Rivolta considère comme dangereuse et inutile, au moins pour l'espèce ovine sur laquelle il a expérimenté, la méthode de vaccination par injection intra-veineuse préconisée par MM. Arloing, Cornevin et Thomas. C'est dans ce sens qu'il a rédigé le rapport qu'il a adressé au Comice de Pise.

(Giornal di Anat. fisiol e patol. degl. animali.
Janvier-février 1882.)

Nous nous permettrons de faire remarquer à M. Rivolta et à nos lecteurs que nous nous sommes préocupés des moyens de conférer l'immuité contre le charbon symptomatique, aux animaux de l'espèce bovine et non aux moutons. Cependant, nous ne répudions pas les expériences de contrôle que l'on a entreprises sur l'espèce ovine, attendu que les sujets de cette espèce peuvent contracter le charbon symptomatique expérimental et qu'ils nous fournirent, les premiers, l'occasion de constater les effets secondaires remarquables de l'inoculation intra-veineuse. Mais nous tenons à dire que nous n'avons pas réglé, comme nous l'avons fait pour le bœuf les détails de l'inoculation du mouton ; il se pourrait donc que M. Rivolta se fut écarté, sans le savoir, des précautions indispensables à la complète réussite de cette opération.

Cette réserve étant faite, si nous examinons le bilan des expériences de Pise, nous sommes surpris qu'il n'ait pas inspiré une plus grande réserve à M. Rivolta.

Effectivement, en retranchant immédiatement de la liste définive, les deux animaux qui ont succombé aux suites immédiates de l'opération et dont la mort est imputable à l'opérateur et non à la méthode, nous constatons que l'injection veineuse a préservé quatre animaux sur dix, c'est-à-dire presque la moitié.

N'est-il pas étonnant après cela d'entendre déclarer que cette méthode de conférer l'immunité est inutile ?

N'eut-il pas été plus rationnel et plus scientifique, avant de prononcer un verdict si sévère, de chercher pourquoi l'inoculation intra-veineuse était efficace sur quatre sujets, tandis qu'elle était inefficace sur six autres ?

Puisque M. Rivolta n'a pas songé à faire cette enquête avec tous les documents précis qu'il possédait, nous allons nous y livrer à l'aide des indications, un peu incomplètes au point de vue où nous nous plaçons, que renferme la note du *Giornale di Anat. fisiol. e patol. degl. animali.*

Pour conférer à des animaux l'immunité contre le charbon symptomatique, il faut inoculer le charbon symtomatique.

Il est permis de se demander sans faire injure à notre honorable confrère et collègue, si cette première condition a toujours été remplie dans les expérience de Pise.

Nous savons que l'on ne s'entend pas très bien même en clinique, sur la maladie que beaucoup de vétérinaires désignent en France sous le nom de charbon symptomatique. On a donc pu fournir à M. Rivolta des matières infectieuse qui n'avaient que les apparences du charbon.

M. Rivolta nous répondra probablement que tous les produits virulents qu'il a utilisés renfermaient son « *bacterium cuneatum* » qu'il regaide comme le microbe caractéristique du charbou symptomatique d'après une analogie de formes avec celui que nous avons observé dans cette affection.

Malheureusement cela ne suffit pas pour prévenir l'erreur. Si nous avons insisté sur le bâtonnet nucléé qui fourmille dans les tumeurs du charbon symmptomatique, c'était dans le but de bien établir les différences qui existent entre cette maladie et le sang de rate. Mais nous n'avons jamais dit que ce microbe en battant de cloche fut caractéristique du charbon. Nous savions, en effet, qu'on retrouve cette forme parmi les ferments anaérobies du lait, à certaine phase de l'évolution du ferment butyrique, du microbe de la septicémie et de la gangrène gazeuse ou foudroyante de l'homme que l'un de nous étudie en ce moment avec M. Chauveau.

Au surplus, s'il en était besoin, nous invoquerions le témoignage de M. Rivolta. Puisque dans un travail publié au sujet de nos expériences sur la non transmission du charbon symptomatique et du sang de rate au porc, M. Rivolta qui nous contredit encore sur ce point, déclare qu'il a rencontré le « *bacterium cuneatum* » dans le foie d'un porc qui a communiqué la septicémie au cobaye et au cheval, et dans la métrite septique de la vache.

Or, si le microbe en batonnet nucléé ou en battant de cloche existe dans des maladies si diverses, il en résulte que ses propriétés physiologiques sont plus essentielles que sa forme. Par conséquent, il faut revenir à l'étude des effets pathogéniques pour se prononcer et nous pouvons affirmer de nouveau que le « *bacterium cuneatum* » que l'on rencontre dans le charbon symptomatique, ne peut tuer ni tuer le porc ni le cheval. (1)

---

(1) *Du charbon chez le porc et du virus du charbon symptomatique*, par M. S. Rivolta, in *Giornale di Anat.* etc.. Septembre-octobre 1881. — Ce n'est point ici le moment de répondre longuement aux assertions contenues dans la note de M. Rivolta au sujet du

Il est donc impossible d'arguer de sa présence à l'existence nécessaire du charbon symptomatique.

En outre lorsqu'on se rappelle que les microbes de la septicémie ou de la putréfaction peuvent détruire les propriétés virulentes spécifiques des tumeurs charbonneuses, on peut craindre que M. Rivolta ait employé quelques produits dans lesquels ces microbes se seraient substitués à celui du charbon symptomatique. La salaison ne met pas toujours à l'abri d'une telle substitution ; et, dans l'hypothèse où elle se serait effectuée, le passage sur le cobaye ne suffit pas pour la dévoiler, car cet animal est sensible aux deux agents septique et charbonneux. On ne sera sûr d'avoir affaire au charbon symptomatique qu'autant que les produits virulents auront fourni des résultats positifs sur le veau, le mouton ou le cobaye et des résultats négatifs ou à peu près négatifs sur le lapin, le chien, le porc, l'âne, le poulet.

Nous ne sachions pas que notre savant collègue ait pris ces précautions.

Supposons qu'elles aient été prises ; il subsiste encore dans la communication de M. Rivolta des lacunes que nous devons relever.

Au sujet des deux premières brebis qui furent inoculées par la voie veineuse, M. Rivolta fait remarquer que ces animaux présentèrent une légère augmentation de température. Ce phénomène accuse l'envahissement de l'organisme par une forme légère

---

charbon du porc ni de le suivre dans ses dissertations sur « la bactérie cuneiforme, allongée, avec une extrémité arrondie, plus large que l'autre, qui supporte une sorte de noyau arrondi ». Depuis le mois d'août dernier, nous avons multiplié nos tentatives de transmission en variant l'âge et les races de nos porcs d'expériences. Nous n'avons jamais obtenu que des résultats négatifs. Nous maintenons donc énergiquement ce que nous avons avancé il y a un an sur la non-réceptivité de l'espèce porcine pour les maladies charbonneuses.

ou avortée du charbon symptomatique qui le met à l'abri d'une atteinte grave ultérieure. Sans cette maladie légère, il n'y a pas d'immunité possible. Or, M. Rivolta ne paraît pas l'avoir observée sur les huit autres bêtes qu'il a inoculées ; il dit même quelquefois que les opérés ne montrèrent aucun symptôme consécutif. En pareil cas l'inoculation préventive est nulle ; il faut la recommencer.

C'est en vue de prévenir les conséquences fâcheuses de semblables insuccès que nous recommandons de pratiquer deux inoculations à dix jours d'intervalle. On doit aussi laisser un intervalle de douze à quinze jours entre la dernière inoculation et l'épreuve.

Nous avons insisté sur ces points dans la conférence qui a précédé les expériences publiques faites à Chaumont le 27 septembre dernier, ainsi que l'atteste un bulletin scientifique du journal la *République française* du dimanche 2 octobre 1881.

Il est vrai que ces mesures de prudence n'ont pas été publiées dans un journal scientifique et que M. Rivolta pouvait très bien les ignorer. Mais puisque M. Rivolta acceptait le rôle délicat que lui proposait le Comice agraire de Pise, il aurait pu s'entourer de tous les renseignements nécessaires pour le bien remplir en s'adressant directement aux auteurs du procédé qui se seraient fait un devoir de les lui fournir.

Où notre contradicteur n'est absolument plus excusable, c'est lorsqu'il nous reproche d'avoir indiqué le cobaye comme un fidèle réactif du charbon symptomatique. En effet, dans le numéro de janvier 1881 de la *Revue de Médecine*, paraissant tous les mois à Paris, sous la direction de MM. Bouchard, Charcot, Chauveau, Parrot et Vulpian, nous disons à la page 18 : « Relativement à la transmissibilité du charbon symptomatique, ces animaux ne se rangent pas dans le même ordre. L'organisme du veau, du mouton et de la chèvre constitue les milieux les plus aptes à l'évolution de la maladie. *Le cochon d'Inde est encore une espèce très favorable et l'expérimentateur peut, en raison de la modicité de son prix, en user largement pour éprouver et entretenir la matière infectante ; pourtant, il ne faudrait pas le comparer au veau et au mouton, car à la longue, la matière infectante s'épuise partiellement en passant dans l'organisme du cochon d'inde.* Il nous est arrivé, dans ces conditions, de causer seulement au point inoculé une tuméfaction énorme, qui s'est terminée par l'ouverture spontanée de deux abcès, au lieu d'entraîner la mort. »

Il va sans dire que nous avons vu l'immunité s'en suivre, comme M. Rivolta. Dans un mémoire plus étendu, déposé à l'heure actuelle à l'Académie des sciences de Paris, nous exposons la possibilité de conférer l'immunité par injections dans le tissu cellulaire, d'après des expériences faites principalement sur le cobaye.

Nous nous résumerons en disant que l'insuccès relatif de Pise ne saurait infirmer les nombreux faits que nous citerions à l'appui des avantages de l'injection intra-veineuse comme inoculation préventive contre le charbon symptomatique. M. Rivolta a négligé quelques-unes des règles d'une expérimentation rigoureuse ainsi que nous l'avons démontré. Il ne faut point oublier non plus que le vaccinateur ne confère jamais qu'une immunité relative, immunité qu'il est possible de vaincre en inoculant une quantité considérable de virus, ainsi que M. Chauveau l'a prouvé pour le sang de rate, à l'aide des moutons algériens. M. Rivolta a peut-être commis une autre imprudence en éprouvant ses brebis avec une dose massive de virus, après une seule inoculation ou tentative d'inoculation.

Le jugement porté par M. Rivolta sur une méthode d'inoculation préventive qui a fait ses preuves publiques en France, et qui a encore l'avantage d'avoir des analogues dans la science, ne saurait être définitif.

Tout en souhaitant de voir entreprendre de nouvelles expériences de contrôle, nous émettons le vœu que celles-ci ne soient point engagées dans des conditions défectueuses, susceptibles de tromper la bonne foi des expérimentateurs.

On sait que les laboratoires de l'École vétérinaire de Lyon, suivant une tradition séculaire, sont largement ouverts à tous les membres de notre profession. Conséquemment tous ceux qui voudraient s'initier à la pratique de nos inoculations préventives sont sûrs d'y rencontrer le meilleur accueil et la preuve de la plus entière bonne volonté de la part des auteurs.

LYON. — IMPRIMERIE BOURGEON, RUE ST-PAUL; 36-38.

www.ingramcontent.com/pod-product-compliance
Lightning Source LLC
LaVergne TN
LVHW021100050726

842519LV00005B/1755